DE LA
CIRRHOSE ALCOOLIQUE

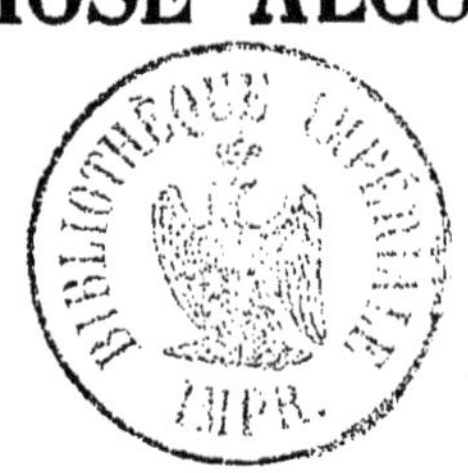

DE

LA CIRRHOSE

ALCOOLIQUE

PAR

Fernand GANDIL

DOCTEUR EN MÉDECINE DE LA FACULTÉ DE PARIS.

PARIS

IMPRIMERIE DE MOQUET

RUE DES FOSSÉS-SAINT-JACQUES, 11.

1867

DE

LA CIRRHOSE

ALCOOLIQUE

HISTORIQUE.

Ce n'est pas d'aujourd'hui qu'on sait que les alcools ont la propriété d'agir sur le foie; déjà Vésale et les auteurs de son temps avaient soupçonné les spiritueux de causer la maladie connue sous le nom de cirrhose; il raconte que parmi les anatomistes de son époque, règne la croyance que l'ivrognerie amène une diminution du volume du foie. *(Insignibus illis gurgitibus vini, jecus ad nucis duntaxat volumen reduci)* (1). Dans une de ses lettres il nous a transmis l'histoire d'une déchirure de la veine porte à la suite de dégénérescence cirrhotique du foie, il note aussi l'influence funeste des spiritueux sur cet organe, et la tuméfaction de la rate qui accompagne les affections hépatiques, etc. (2). Cette opinion était certainement fondée; mais il manquait pour la résoudre des observations, et surtout des lésions anatomiques bien observées. Malgré cela, on ne manqua pas de répéter dans des thèses et divers ouvrages que les boissons

(1) *De hum. corp. fab.* lib. V, p. 507.
(2 Epistola *De rad. china,* Basile, 1546, p. 642.

alcooliques produisaient de mauvais effets et pouvaient engendrer l'hydropisie.

Toutefois ce sont les auteurs anglais, et en particulier Budd, qui en 1845 et 1851 ont fait remarquer que les boissons alcooliques pouvaient produire la cirrhose. Aussi cette affection a-t-elle été appelée dans ce pays : *(gin drinker's livers)* foie des buveurs de gin. Les auteurs allemands ont accepté cette idée, et parmi eux nous pouvons citer Bamberger, Frerichs, Lebert, elle est également admise en Suède par le savant professeur Magnus Huss.

Les auteurs classiques français ne l'ont pas contestée davantage, cependant avec plus ou moins de restrictions.

Par exemple : M. le professeur Grisolle, dans son Traité de pathologie interne, édition de 1857, s'exprime ainsi : « On accuse cependant les excès alcooliques, et l'on prétend que cette affection atteint fréquemment les ivrognes ; mais rien n'est encore parfaitement démontré à cet égard. » On voit qu'à cette époque la question n'était guère plus avancée en France qu'en 1845, alors que Requin dans son Traité de pathologie interne, 3ᵉ vol., reprochait à Becquerel d'accuser les excès alcooliques de produire cette maladie ; ce qui nous prouve que, quoique admise par un grand nombre d'auteurs, cette cause étiologique était encore contestée par beaucoup d'autres.

Mais quelques années plus tard Requin s'était rangé de l'avis de Becquerel, car dans le supplément du Dictionnaire de Fabre en 1851, il s'exprime ainsi : « Lorsqu'il m'arrive un malade chez qui le diagnostic me révèle une cirrhose sans obstacle d'aucune sorte au libre cours du sang à travers le cœur, tout aussitôt je l'accuse plus ou moins poliment d'être un ivrogne ou du moins un bon buveur, et il est rare que je reçoive un démenti. » Les choses en étaient là parce que les auteurs précités n'avaient pas su distinguer les caractères particuliers aux cirrhoses de diverse origine.

Frerichs, dans l'ouvrage qu'il a publié en 1866 sur les maladies du foie, reconnaît bien pour cause de la cirrhose, l'abus des boissons alcooliques, et, quant à la fréquence, il les place même en première ligne, puisque, dit-il, sur trente-six individus atteints de cirrhose, seize s'adonnent avec excès aux boissons alcooliques, et parmi les autres plusieurs encore seraient suspects de ce même vice; mais il n'apprend rien de nouveau à ce sujet, et ne fait que confirmer ce qu'avait dit avant lui Bamberger en 1855, qui prétend avoir pu rapporter dix fois sur trente-quatre la cause première de la cirrhose à l'abus des alcooliques.

Nous ne croyons pas que cette proportion soit aussi considérable, surtout si nous prenons un ensemble de faits isolés, au lieu de les prendre dans un grand centre de population, par exemple, là où les ouvriers et beaucoup d'autres se livrent beaucoup à l'ivrognerie, ce qui n'a pas lieu pour les campagnes.

En France jusqu'en 1864, quoique cette cause fût généralement admise par tout le monde, comme nous venons de le dire, et placée en première ligne de celles qui peuvent produire cette altération hépatique; elle n'avait fait aucun progrès, ni sous le point de vue du diagnostic, ni sous celui des altérations anatomiques que présente cette affection.

Ce qu'il fallait pour avancer cette question, c'était étudier ces lésions en regard de la cause, et chercher si cette dernière comportait des différences par rapport à la première, c'est ce qu'a fait M le Dᵣ Lancereaux dans deux communications académiques en 1864, et plus tard dans son article sur l'alcoolisme dans le Dictionnaire encyclopédique.

Il a montré qu'il était possible de reconnaitre la cause d'une cirrhose, soit chez le vivant par les différents symptômes, soit même après la mort, en l'absence de tout renseignement, à l'aspect des altérations anatomiques que présentent les divers organes. Les faits suivants qu'il nous a communiqués sont destinés à montrer que l'altération cirrhotique du foie, liée à l'abus des liqueurs alcooliques, se présente avec des caractères pour ainsi dire toujours identiques, ce qui justifie la dénomination de cirrhose alcoolique.

OBSERVATIONS.

Première observation. — Excès alcooliques, hyperplasie, conjonctive du foie ; altération graisseuse de plusieurs organes (1).

Le 1er juillet 1864, entrait à l'Hôtel-Dieu, salle Sainte-Jeanne, n° 6, clinique de M. le professeur Rostan, suppléant M. Hérard, le nommé Angée, âgé de cinquante et un ans, exerçant depuis longtemps le métier de marchand ambulant.

Il est né d'un père ivrogne, mort hydropique à l'âge de quarante-huit ans, et d'une mère morte également hydropique, à l'âge de cinquante-deux ans.

Il raconte de plus qu'une de ses sœurs a succombé à la même affection.

A l'âge de trente ans, il a eu un chancre du gland qui a duré six semaines, mais qui n'a donné lieu à aucun accident constitutionnel.

Il se nourrit assez bien, mais il a depuis longtemps l'habitude des excès alcooliques ; il consomme chaque jour plusieurs litres de vin ; il boit chaque matin pour 20 ou 30 centimes d'absinthe, quand il est à jeun ; enfin, à midi, il prend le café et le cognac : Telle est du moins la consommation de spiritueux, avouée par lui.

Comme conséquence de cette intempérance, il a chaque matin des pituites depuis plus de deux ans, des fourmillements, des picotements dans les jambes, des rêvasseries la nuit seulement, des tremblements le matin.

Il fait remonter à quatre mois, le début de la maladie qui l'amène à l'hôpital ; depuis cette époque, anorexie presque complète, vomissements presque continuels ; un mois plus tard, teinte subictérique sur tout le corps.

Il prit des purgatifs répétés sans amélioration ; c'est alors que le malade eut recours aux alcooliques : il en usa en plus grande abondance, dans le but, disait-il, de se donner des forces.

A l'entendre, il aurait éprouvé, sous l'influence de ce remède, un mieux général, et surtout du côté de l'estomac.

État actuel.

Teinte jaune verdâtre de la peau et des conjonctives, peau fine, léger

(1) *Gazette hebd.*, p. 437, année 1865.

œdème des extrémités inférieures, tremblements des lèvres et des membres supérieurs.

La langue est rouge à la pointe, recouverte d'un enduit peu épais, la soif est vive, des mucosités filantes sont le plus souvent rendues le matin.

L'abdomen est très développé, saillant au niveau du rebord costal ; développement et dilatation des veines sous-cutanées, dans la zône épigastrique.

Sonorité normale, dans une grande étendue, son hydraérique au niveau des fosses iliaques, matité au niveau des parties déclives.

La palpation révèle une augmentation manifeste du volume du foie. Cet organe descend presque jusqu'à l'ombilic ; la percussion indique qu'il remonte à un travers de doigt au-dessus du mamelon ; on sent qu'il est dur, bosselé au niveau de la région épigastrique.

Ses bords sont épais, et offrent quelques irrégularités ;

Le lobe gauche est relativement plus développé que le droit, au moins pour ce qui est de la partie inférieure.

La région sphénique présente une matité très étendue; la rate est manifestement augmentée de volume.

Les urines sont rouges, foncées, verdâtres, se colorant en vert par l'acide nitrique ; elles ne sont point albumineuses. Depuis longtemps absence de désirs vénériens.

Le pouls est petit, fréquent ; point de chaleur febrile ; rien du côté du cœur.

Le malade raconte qu'il a plusieurs fois craché du sang; qu'il a eu plusieurs épistaxis ; les poumons sont sains. La vue est assez normale, point de céphalalgie.

Le 4 juillet, épistaxis, crachats sanguinolents.

Le 6 et le 7, vomissements aqueux et biliaires, épistaxis, l'ascité et l'ictère augmentent.

Le 8 et le 9, l'abdomen est très développé ; météorisme considérable ; le malade n'accuse pas d'autre malaise que celui qui résulte de la distension de l'abdomen, et du refoulement du diaphragme ; amaigrissement qui fait des progrès rapides ; l'ascite gagne toujours.

Le 10 juillet, épistaxis, crachoir à demi rempli : les matières fécales ne sont pas diarrhéiques, mais elles sont décolorées ; le malaise augmente, toux fréquente.

Du 11 au 14, pas d'épistaxis ; la voix est très altérée, presque éteinte ; affaissement général très marqué ; crachats sanguinolents ; vomissements bilieux.

Le 14 juillet, paracentèse; extraction de 8 litres d'un liquide séreux verdâtre.

Le 18 et le 19, même état; vomissements; altération profonde des traits; refroidissement des extrémités; faiblesse très grande du pouls. Mort dans la nuit.

Autopsie, faite le 21 juillet, à 8 heures du matin.

Putréfaction à peu près nulle ; le cadavre exhale une odeur particulière ; coloration ictérique de toute la surface du corps ; œdème des extrémités inférieures et des bourses ; de petites hémorrhagies sous-cutanées sous forme de taches pétéchiales sont disséminées sur tout le corps ; les lèvres sont recouvertes de fuliginosités.

A l'incision de la peau, on est frappé de l'épaisseur considérable de la couche cellulo-adipeuse sous-cutanée abdominale. Tandis que dans la région thoracique, cette couche a un demi centimètre d'épaisseur et offre 4 à 5 centimètres dans la région abdominale.

Les appendices épiploïques sont volumineux, l'épiploon chargé de graisse ; le mésentère présente une masse graisseuse d'environ 4 centimètres d'épaisseur.

Tous les organes de l'abdomen, vessie, reins, pancréas, sont enveloppés d'une atmosphère graisseuse très épaisse. Il existe dans la cavité péritonéale, plusieurs litres d'un liquide jaune citrin.

. *Foie.* — Le foie dépasse d'environ 2 centimètres le rebord costal ; il est notablement moins volumineux qu'il n'était à l'entrée du malade ; il a 2 ou 3 centimètres de hauteur et 30 de large, 9 à 10 d'épaisseur. Au niveau du tiers moyen du lobe droit, existe une tumeur du volume d'un œuf légèrement saillante, d'une couleur blanchâtre.

Cette tumeur mésentérique est un kyste hydatique dont les parois, en se modifiant auraient entraîné la mort des acéphalocystes.

Après cette tumeur, qui est tout à fait accidentelle, la coloration générâte du foie est d'un jaune verdâtre, café au lait. La capsule opaline légèrement épaissie. La surface de l'organe paraît semée de grains jaunâtres ou verdâtres, comme plongés au sein d'une masse grisâtre qui la comprime et la fait saillir.

A la coupe on constate le même état granulé.

Le parenchyme hépatique présente tout entier une consistance ferme, une résistance considérable; il ne se laisse point pénétrer par le doigt.

Rate. — La rate offre 19 sur 11 centimètres.

I a capsule est intacte; la surface est parsemée de taches brunâtres légèrement saillantes; les glomérules peu développés, teinte brunâtre à la coupe, tissu ferme, mais cependant friable.

Les reins sont volumineux, légèrement injectés, colorés en jaune par la bile.

La vessie est dilatée.

Les testicules sont flasques et atrophiés, légèrement colorés.

Les vésicules séminales contiennent un liquide brunâtre, et de nombreux corps ronds friables sous le doigt; les spermatozoïdes y sont très rares.

L'estomac a ses dimensions normales; saillies mamelonées de la muqueuse au niveau de la région pylorique, plaques vasculaires et pointillé hémorrhagique au voisinage de la petite courbure; pigmentation dans la région du cardia; absence d'ulcérations. Les tuniques intestinales sont épaissies; mais aucune ulcération n'apparaît à la surface de la muqueuse.

Thorax. — Les plèvres sont vides, les poumons sont parsemés à la surface de petites hémorrhagies dont la coloration varie du rouge foncé au noir. De quelques-uns de ces points s'échappe une petite quantité de liquide sanguin. Le tissu pulmonaire est peu aéré; il est flasque, friable sous une forte pression, légèrement œdématié. La membrane muqueuse des bronches est lisse, injectée; même état des membranes muqueuses de la trachée et du larynx, qui sont de plus le siège d'un léger pointillé hémorrhagique. Les glandules sont hypertrophiées, mais du reste peu altérées.

Cœur. — Le cœur a son volume normal, mais il est surchargé de pelotons graisseux, situés à la base surtout du ventricule droit.

Le tissu musculaire est devenu jaunâtre et friable. A droite, la paroi est amincie.

Le sang contenu dans les cavités est liquide et peu abondant; il colore la surface interne. De fines végétations existent à la surface de l'une des valvules aortiques. Sur l'aorte, points jaunâtres à peine saillants dans la première portion; à la partie inférieure, plaques jaunes; les autres artères à peu près intactes.

Cavité crânienne. — Hypertrophie manifeste des corpuscules de Pacchioni; coloration jaunâtre de la dure-mère, opacité et rétrécissement de l'arachnoïde et de la pie-mère dans toute la portion qui répond à la voûte crânienne. Ces membranes se détachent facilement, mais au-dessous d'elles les circonvolutions sont pâles, décolorées et comme lavées par la sérosité.

Le cerveau a la consistance de la pâte de guimauve; il offre à la coupe un pointillé manifeste qui est dû à la dilatation des petits vaisseaux. Les ventricules sont dilatés; les veines des plexus choroïdiens sont variqueuses.

Les cartilages costaux sont ossifiés, mais les os se tranchent difficilement au couteau; les cartilages du larynx sont également ossifiés, et de plus le cartilage thyroïde contient dans son épaisseur une bouillie jaunâtre formée par un dépôt de substance grasse, analogue à celle qui se rencontre dans les os des vieillards.

OBSERVATION II. — Alcoolisme chronique à marche rapide. Pituites, coliques, anorexie, ictère, hyperesthésie, anesthésie des extrémités, cirrhose hépatique, sclérose médullaire, etc. (1).

La nommée G..., âgée de trente ans, entrée à l'Hôtel-Dieu, le 12 juillet 1864, salle Saint-Antoine, n° 29, (service de M. Hérard).

Réglée à onze ans, cette femme était à quatorze ans mère d'un enfant qui mourut deux ans plus tard.

Elle était d'une bonne santé habituelle.

Il est difficile de préciser l'époque où elle commença à s'adonner aux excès alcooliques, mais depuis fort longtemps elle tient, rue de Rivoli,

(1) *Gazette hebdom.* p. 43, 8ᵉ année, 1865.

un établissement où elle débite, aux militaires principalement, de l'eau-de-vie, du vin et des liqueurs.

Elle confesse sans honte ses habitudes d'intempérance et ses orgies. Depuis plusieurs années, elle boit chaque matin au moins trois bouteilles de vin, sans compter le café, l'eau-de-vie et les grogs qu'elle absorbe, principalement dans la nuit, en compagnie des officiers et des soldats.

D'une constitution robuste, et d'une santé parfaite, les premières manifestations dont elle s'est trouvée atteinte, remontent à une année au moins; elles consistaient en des pituites et des vomissements revenant chaque matin; mais en même temps, il y avait de l'anorexie, un dégoût pour les aliments solides, de la difficulté des digestions, souvent elle éprouvait des fourmillements et des crampes; elle était tourmentée par des rêvasseries durant le sommeil.

Depuis environ six mois existe un sentiment de malaise et une douleur à l'épigastre et à l'hypocondre droit. Dans ces conditions survint un ictère qui dura quelques semaines. Ces accidents très notablement améliorés pendant quelque temps, laissent à leur suite une faiblesse, et une sorte de prostration générale des forces. Puis à l'occasion d'une émotion vive, ils reparaissent tout à coup, et depuis lors anorexie complète, difficulté dans la marche, amaigrissement et débilité progressifs, c'est dans ces conditions que cette malade est admise à l'hôpital.

Elle est grande et forte, d'un embonpoint encore très satisfaisant; elle a la peau mince et fine, le germe ictérique. Langue rouge à la pointe, blanchâtre à la partie moyenne, absence de diarrhée et de vomissements, anorexie complète, les urines qui contiennent de la bile ne sont pas albumineuses.

Le foie dépasse d'environ un travers de doigt le rebord costal; il est volumineux et légèrement douloureux. La respiration et la circulation ne présentent pas de troubles notables. Légère tuméfaction douloureuse occupant la face dorsale des pieds; la peau qui se tient normale, est le siége unique de la douleur; hyperesthésie de la face plantaire, aux mains, douleur et gonflement léger des articulations des doigts; l'hyperesthésie de la peau des faces palmaires est excessive, et rend douloureux le plus léger contact. La malade a de l'insomnie, des illusions et parfois des hallucinations, elle voit alors des animaux.

Elle n'a jamais perdu connaissance; elle n'a pas eu de tremblement bien appréciable.

Le 15, lait, eau de Vichy; les doigts des mains ne peuvent que difficilement être redressés, étendus ou écartés les uns des autres; la main est difficilement relevée sur le poignet. M. Hérard diagnostique une paralysie des extenseurs. Aux jambes état très analogue, mais identique, les orteils et les pieds répondent à peine à la volonté de la malade. Même prescription; le lait est digéré.

Le 16 et le 17 même état. L'hyperesthésie persiste toujours et semble résider surtout dans la peau. Même état du reste, le 18 et le 19, météorisme plus considérable que les jours précédents, vomissements aqueux abondants. Ces deux phénomènes sont très gênants pour la malade qui se plaint beaucoup. Elle continue à éprouver de la douleur à l'hypocondre droit, et une sensation de chaleur de brûlure à l'épigastre, surtout au contact des aliments.

L'ictère diminue plutôt qu'il n'augmente.

Le 22 au 25 quelques crachats sanguinolents; la langue est rouge comme dans la scarlatine, et dépouillée d'épithélium, les papilles en sont hypertrophiées, l'appétit toujours nul, le ventre météorisé, vomissements, insomnie et visions, pas d'hallucinations, l'hypéresthésie persiste.

La paralysie s'accroît aux membres inférieurs; il y a persistance du gonflement des doigts, dépression au niveau des muscles interosseux, flexion des poignets, anesthésie sur plusieurs points de la face dorsale des mains; abolition de l'excitabilité électro-musculaire dans les muscles animés par le nerf radial; diminution considérable de cette excitabilité dans les muscles auxquels se rend ce nerf médian.

Les fléchisseurs de l'avant-bras sur le bras répondent également fort peu à l'influence électrique, bien que la malade puisse encore les faire agir volontairement.

Aux membres inférieurs l'hypéresthésie est telle qu'elle ne permet pas de constater la contractilité électro-musculaire; œdème de ces parties.

Les jours suivants l'hyperesthésie va diminuant, l'anesthésie s'accroît.

Les gencives sont gonflées, saignantes, insensibles; les muqueuses, buccale, palatine et pharyngée sont d'un rouge vif, uniforme, dépourvues d'épithélium. Sensation de constriction œsophagienne et pharyngée, expectoration sanglante, vomissements séreux, le matin surtout; pas de diarrhée, l'appétit nul; le vin seul est supporté.

Le 29 et le 30, apparaissent à la surface de la langue quelques petits points de muguet; les vomissements persistent, le pouls, est petit (120 pulsations).

Du 1ᵉʳ au 3 août, diarrhée persistante, météorisme, dépérissement quotidien (122 pulsations).

Du 5 au 10 mêmes phénomènes, affaiblissement considérable, somnolence invincible. Cet état persiste jusqu'au 13, où survient l'agonie. La malade succombe à 2 heures de l'après-midi.

Autopsie.

Putréfaction nulle ou faible : à l'ouverture du cadavre, s'écoule de la cavité abdominale, un liquide citrin et abondant. Ce liquide se retrouve en beaucoup plus petite quantité dans les plèvres et le péricarde. Les poumons sous-adhérents avec la plèvre pariétale sont parsemés de taches noires pigmentaires ; ils sont œdématiés à leur partie postérieure et inférieure, et sur quelques points ; ils présentent un état fœtal, conséquence de l'épanchement séreux.

Couvert de graisse au niveau de sa base et de sa face antérieure, le cœur droit est exempt de lésions; il renferme un sang noir, fluide, peu abondant, dans lequel se rencontrent quelques globules graisseux.

L'artère et les veines pulmonaires sont intactes; la cavité du cœur gauche est agrandie, le tissu en est flasque, mou, légèrement friable et manifestement décoloré; les valvules sont saines, ainsi que l'aorte.

Le foie possède des dimensions à peu près normales, il ne dépasse pas le rebord costal; il est adhérent au niveau du bord droit, et présente des altérations uniformément répandues dans tout l'organe, à savoir : un léger épaississement de la capsule de Glisson, de petites granulations chagrinées et jaunâtres, régulièrement distribuées sur les deux faces, et dans l'épaisseur du parenchyme, il est résistant, et ne se laisse pas déchirer par la pression. La bile est d'un jaune verdâtre, et est peu abondante.

A l'examen microscopique, on trouve que les acini sont circonscrits et comme emprisonnés par le tissu fibreux notablement épaissi et très abondant.

Le pancréas est petit, ferme, lobulé, et comme enseveli au sein d'une masse adipeuse.

La rate n'offre rien de spécial, l'estomac paraît agrandi, ses parois sont amincies, la membrane muqueuse est le siège de plusieurs plaques d'injections et de quelques points ecchymotiques.

Le jéjuno-iléon est injecté par places; pas plus que dans le gros intestin, on n'y trouve des ulcérations.

Les reins volumineux présentent une coloration jaunâtre de la substance corticale.

L'utérus, d'un volume normal, a contracté des adhérences voisines avec les parties, les ovaires sont petits et atrophiés.

Les méninges, intactes à la base, sont injectées et opaques à la partie convexe des hémisphères.

Le cerveau est petit, la substance cérébrale un peu molle, le liquide céphalo-rachidien est abondant, hémorrhagies capillaires au niveau des éminences mamillaires.

La moelle est de petit volume surtout dans sa partie inférieure, elle est ferme, résistante et comme durcie dans l'alcool.

Les renflements lombaire et cervical sont très peu apparents.

OBSERVATION III. — Cirrhose hépatique, pigmentation de plusieurs organes, ascite, mort rapide, habitude d'eau-de-vie le matin.

Le 20 juillet 1866, entrait à l'Hôtel-Dieu, salle Sainte-Agnès, n° 18, le nommé L. (François), âgé de 63 ans, fort de la halle, né à Vannes, (Morbihan).

Ce malade habite Paris depuis l'âge de 34 ans; il n'a jamais été malade mais, il a depuis longtemps contracté l'habitude de boire le matin de l'eau-de-vie, et en outre, il a fait grand usage de vin. Depuis plus d'une année il éprouve des fourmillements, des crampes, de l'insomnie. Mais il y a environ six mois qu'il est plus souffrant; il ne peut se livrer à ses occupations, il a perdu l'appétit et a maigri sensiblement. Avant d'entrer dans le service, resté six jours dans la salle Saint-Benjamin, où il a eu une hématémèse abondante, et puis il a passé cinq jours hors de l'hôpital, le sixième jour il rentre salle Sainte-Agnès. Il est atteint d'un épanchement ascitique qui remonte jusqu'à l'ombilic ; l'intestin est fortement distendu par des gaz, les veines sus-ombilicales, du côté droit surtout, sont très dilatées, tandis que les sous-ombilicales le sont à peine. La peau est flasque et écailleuse, les fonctions digestives sont notablement troublées ; le malade a des aigreurs, de la constipation, son appétit est presque nul, et chaque jour il maigrit sensiblement.

21 août, affaissement plus considérable, écume à la bouche, langue sèche, 90 pulsations, température, 36° 1/2.

22 août, pouls plus fréquent, 108 pulsations, respiration stertoreuse, nouvelle hématémèse et mort après une agonie de 30 heures.

NÉCROSCOPIE.

La **cavité** crânienne ne contient pas de sérosité ; les méninges présentent de l'o pacité aux sommets des hémisphères ; dépressions au niveau de quelques circonvolutions subjacentes ; celles-ci sont fermes et décolorées, les ventricules sont larges et les méninges de la grande circonférence du cervelet légèrement opalines.

La glande thyroïde est volumineuse. Les cartilages du larynx sont ossifiés, ils se laissent couper avec facilité, et entre les lames osseuses de la périphérie ; on remarque des aréoles très larges contenant de la graisse. Les côtes aussi se laissent facilement couper, la substance spongieuse qui les forme, est noirâtre et pigmentée. Les muscles pectoraux et de l'abdomen sont mous et grisâtres. Les poumons sont œdématiés et fortement pigmentés à leur surface et dans leur profondeur, sous forme de taches disséminées, étoilées. Les ganglions bronchiques sont noirs. Les artères pulmonaires libres. Le péricarde est opalin et présente des plaques laiteuses à sa surface antérieure. Le cœur est large, peu chargé de graisse à la base, son tissu musculaire est mou, décoloré, friable sans épaississement des parois. L'endocarde est opalin dans toute son étendue ; il présente des plaques blanches crétacées de 1 centim., d'étendue à la base de la valvule mitrale, tout près de l'infundibulum aortique. Les valvules sygmoïdes de l'aorte sont épaissies au niveau des tubercules d'Arantius et de leurs bords adhérents. Un voit quelques taches graisseuses au niveau de l'orifice des artères coronaires et à l'origine de l'aorte, rien aux autres orifices. L'aorte est saine, mais large, la surface interne est jaune.

Le foie petit, bosselé, granuleux, se laisse difficilement pénétrer ; à la partie supérieure du lobe droit se trouve un kyste du volume d'une noix, constitué par une paroi épaisse et un contenu solide, jaune, brillant à la coupe, et présentant quelques paillettes brillantes. La paroi de ce kyste est fibreuse, épaisse, l'examen microscopique n'y révèle aucun crochet d'hydatides, le contenu est formé par une masse gélatineuse. Au pourtour, taches hémorrhagiques multiples.

La capsule de Glisson est opaline ; la surface de la glande présente de petits grains jaunâtres, quelques-uns noirâtres. La trame conjonctive est épaissie, livide : c'est à son retrait que sont dues les granulations. La tunique interne des vaisseaux est partout colorée par le sang, le tronc de la veine-porte présente à sa partie postérieure un dépôt fibrineux de quelques millimètres d'épaisseur adhérent à une fausse membrane sous-jacente, mais gênant peu la circulation. En ce même point la veine est le siége d'un dépôt membraneux qui en occupe toute l'étendue. La fausse membrane est assez molle, noire et a quelques millimètres d'épaisseur. On y voit une trame fibroïde, des granulations graisseuses, et pigmentaires abondantes.

La rate a 18 centimètres dans son grand diamètre, sa tunique est opaline, épaissie et marbrée de noir. Elle présente à la coupe un tissu noir dans une grande partie de son étendue, et une coloration normale sur quelques points seulement. Les ganglions lymphatiques correspondants sont noirs et volumineux.

Les reins ont un volume normal ; pigmentation de la moitié de la surface inférieure et au niveau du sommet de quelques pyramides.

L'estomac a 33 centimètres d'un orifice à l'autre ; 17 centimètres de hauteur, en bas au niveau du cardia.

La muqueuse est épaissie, ferme, marbrée de noir et de gris, cette coloration est disposée par bandes, au niveau du pylore.

Le cœcum est noir, ainsi que le colon ascendant, la muqueuse est grisâtre dans le reste du gros intestin. Cette coloration noire se voit même à l'extérieur de l'intestin.

Les testicules sont notablement atrophiés, leur substance est jaune, et on y voit des vaisseaux dilatés. Les tubes séminifères de petit volume, présentent des cellules granuleuses, contenant de fines granulations graisseuses.

OBSERVATION ɪᴠ. — Alcoolisme, cirrhose, ascite, pleurésie double.

Le nommé L. âgé de 53 ans, employé, entre le 30 août 1864 à la salle Ste-Jeanne, n° 6.

Cet homme est de bonne constitution et de force ordinaire; il a toujours joui d'une bonne santé, il n'y a pas de maladies héréditaires dans sa famille. Il est d'origine normande, c'est-à-dire d'un pays où l'on boit beaucoup; c'est en effet ce que faisaient ses ascendants. Né à Paris, il prétend avoir commencé ses excès lorsqu'il allait en Normandie; il les a continués à Paris où il buvait de l'eau-de-vie et du vin. Il y a deux mois il a senti ses forces diminuer et l'abandonner; bientôt son abdomen a augmenté de volume, sa respiration est plus gênée, son appétit est diminué. Depuis longtemps il est sujet aux pituites, et il a des régurgitations; tous ces phénomènes progressent peu à peu, c'est alors qu'il s'est décidé à rentrer à l'hôpital.

Il est maigre; il a les traits tirés, les yeux excavés, la voix à demi éteinte. Sa langue est sèche, légèrement brunâtre; et il a des nausées et une anorexie complète; pas de diarrhée.

L'abdomen est volumineux, les capillaires sus-ombilicaux, sont manifestement dilatés, les sous-ombilicaux commencent aussi à se dilater. On peut constater la présence du liquide dans la partie inférieure de l'abdomen. Météorisme de l'estomac rendant impossible la constatation du volume du foie; il y a également de l'œdème des membres inférieurs, rien au cœur. Pouls petit et fréquent, peau chaude, ce qui fait penser à une complication thoracique; on constate par la percussion qu'il y a de la matité dans toute la moitié inférieure gauche de la poitrine; à l'auscultation en ce point, on entend un frottement superficiel très analogue au râle crépitant, néanmoins facile à distinguer de ce dernier ; retentissement de la voix sans égophonie.

A droite la ma:ité n'existe que dans le tiers inférieur, et à la partie externe; en ce point absence complète de murmure vésiculaire, les fonctions nerveuses sont affaiblies, mais non troublées; il a des crampes et des fourmillements depuis plusieurs mois, des vertiges et des étourdissements.

Les jours suivants ce même état persiste, la pleurésie prend plus de développement. On applique un vésicatoire volant. La fièvre tombe en partie, mais les forces diminuent chaque jour, la maigreur accroît à vue d'œil, la langue reste sèche, luisante, la soif vive, l'appétit nul, cet état s'aggrave rapidement, et le malade succombe le 12 septembre, pre-que sans agonie.

NÉCROSCOPIE.

OEdème des deux membres inférieurs, maigreur des deux membres supérieurs et de la face.

Les muscles grands pectoraux sont complétement atrophiés, ce qui du reste est visible à l'extérieur. La plèvre gauche contient une sérosité sanguinolente, le poumon moins dense surnage dans ce liquide, le cœur est repoussé à droite de la colonne vertébrale. Le poumon droit adhère intimement à la base par de fausses membranes anciennes, sérosité rougeâtre dans cette partie, dont la quantité équivaut à un demi litre à peu près.

Le diaphragme très vasculaire, et en outre parsemé de petites taches ecchymotiques.

Pelotons graisseux sur le péricarde rappelant assez bien ceux des épiploons.

Cœur. Faible quantité de liquide séreux dans le péricarde; le cœur a un volume normal. Le ventricule droit présente à sa base des pelotons adipeux. Les cavités du cœur sont peu larges, celle de droite principalement; elles sont colorées par le sang. Décoloration des parois de cet organe qui, mou et friable, se réduit facilement en bouillie par la moindre pression des doigts. L'aorte thoracique est altérée dans toute son étendue. On y voit des plaques jaunes saillantes et déja en partie, crétacées. Quelques-unes de ces plaques sont ramollies, et renferment des cristaux de cholestérine.

Les ganglions bronchiques sont gros, assez mous et noirâtres.

Le poumon gauche est ratatiné, son lobe inférieur est couvert de dépôts membraneux. A sa surface externe, on voit un tubercule gros comme une noisette. Tubercules au sommet du poumon droit, ayant le volume d'un grain de millet, mous jaunâtres, non ramollis, caséeux. En outre œdème très prononcé. Toute la surface externe des poumons et même le parenchyme sont infiltrés de matière noire.

Abdomen. A l'ouverture, il y a un écoulement abondant de sérosité roussâtre. La paroi abdominale présente une couche graisseuse d'une épaisseur de 1 à 2 centimètres.

Foie. 18 à 20 centimètres de largeur, 25 à 27 dans sa plus grande longueur. La capsule est opaque, non épaissie. La surface du foie est bosselée, parsemée de granulations du volume d'un grain de chénevis.

La consistance est élastique; il résiste au doigt, mais une pression un peu forte le déchire et l'écrase. A la coupe, on aperçoit très distinctement entre les traînées grisâtres et rosées du tissu conjonctif, les lobules saillants du volume d'un grain de millet ou d'un petit pois. Les cellules de ces derniers contiennent de la graisse en abondance.

La vésicule biliaire contient des calculs de cholestérine, un d'eux de la forme et du volume d'un gros gland, occupe le fond de la vésicule, les autres carrés, aplatis de 1 centimètre de dimension dans le plus grand diamètre sont à la partie la plus supérieure de la vésicule. Il existe de plus un calcul dans le canal cystique et deux autres dans le canal cholédoque, ils sont de la forme et du volume des derniers.

La rate est pigmentée extérieurement. Elle présente une hauteur de 15 à 18 centimètres. La moindre pression la réduit en bouillie. Elle est friable. Les ganglions voisins sont très pigmentés.

Pancréas : ferme, rose, cirrhosé.

Les reins sont entourés d'un coussinet graisseux, très épais, on en détache facilement la capsule blanchâtre et épaissie. Surface granuleuse très injectée, violacée et parsemée de dépressions au niveau desquelles on trouve une teinte noirâtre. Pigmentation de l'extrémité inférieure. Ces organes sont remarquables par leur friabilité ; la plus petite pression les réduit en bouillie. Le ramollissement n'existe que dans la substance corticale, les pyramides ont leur consistance normale. Épiploon rugueux, chargé de graisse, comme cirrhosé, coloration brunâtre au niveau de son bord inférieur. Dépôt de petits grains grisâtres du volume d'un grain de millet, ou d'une petite lentille, analogue à des granulations tuberculeuses.

Le péritoine est recouvert des mêmes granulations, qui sont circonscrites par de nombreux vaisseaux ; elles ont une coloration ardoisée.

Intestins. Coloration noirâtre de la muqueuse à la partie inférieure. Au fond quelques ulcérations, intestin grèle, large, non altéré, gros intest n normal.

Estomac. Un peu large, ses parois épaissies; coloration noirâtre de la muqueuse. La surface interne présente des plaques ardoisées à l'exception de la portion qui appartient à la grosse tubérosité.

Testicules. L'un d'eux est atrophié, ainsi que les vaisseaux qui s'y rendent. L'autre est volumineux, sans adhérence avec la tunique vaginale.

Larynx; injection de la muqueuse au niveau de la partie supérieure de l'épiglotte, des ventricules et de la portion sous-glottique. En ce point plusieurs taches brunâtres et pigmentaires. Ossification des cartilages du larynx et des cartilages costaux. Les côtes se laissent facilement tranch er par le couteau, raréfaction du tissu.

Cerveau; injection des méninges sa s opacité notable, pas d'altération des artères. La substance cérébrale est molle et friable.

OBSERVATION V. — Cirrhose du foie. Tubercules pulmonaires. Lésion
valvulaire de l'aorte.

Le 19 octobre 1863, est entré à l'Hôtel Dieu, salle Sainte-Jeanne, n° 2, le nommé \., âgé de 26 ans, exerçant la profession de marchand ambulant.

Cet homme, né à Beaune (Côte-d'Or), d'une santé robuste, s'est adonné depuis longtemps à des excès d'eau-de-vie. Vers le mois de janvier 1863, il fut pris tout à coup d'une toux opiniâtre qui dura tout l'été. A cette époque, les pieds gonflés déjà à plusieurs reprises avaient peu à peu repris leur volume. Quoiqu'il maigrisse d'une façon progressive, il continue son rude labeur. Il y a quinze jours hémoptysie et affaiblissement qui le force à garder le lit; c'est alors qu'il vient demander des soins à l'hôpital.

Le lendemain, 20 octobre à la visite, on constate une maigreur assez prononcée; le ventre énormément distendu donne à la percussion une matité circulaire remontant assez haut et se déplaçant dans les mouvements du malade; il y a de plus un peu de tympanite au-dessus de la matité. Le foie ne paraît pas augmenté de volume, les veines abdominales ne sont pas distendues; mais les cuisses, les jambes et les pieds sont fortement œdématiés. Le malade est constipé et n'a jamais eu de diarrhée. La matité de la région du cœur est normale, aucun souffle ne s'y fait entendre. On entend au sommet droit de la poitrine et en avant quelques râles sous-crépitants secs; en arrière et dans le même point il y a du souffle caverneux. Crachats muco-purulents. Ascite précédée de coliques. Vin de quinquina 100 gr., cataplasme sur le ventre.

Le 21 octobre, les crachats sont toujours nummulaires. Le liquide du ventre se déplace très facilement. Pas de dilatation des veines abdominales. Ce malade buvait beaucoup, et surtout du vin et de l'eau-de-vie; cependant il n'a pas de tremblement.

Le 22, 28 octobre, l'état du malade persistait au même point, sauf un accès de dyspnée le 27. Une pilule thébaïque du 0,03.

Le 29, dyspnée excessive du malade, légère cyanose de la face. La ponction de l'abdomen est pratiquée et on retire cinq litres de liquide séreux. Le malade se sent mieux après l'opération; néanmoins les extrémités restent froides. Le lendemain l'état s'aggrave, et la mort a lieu le 1er novembre.

NECROSCOPIE.

Le foie a un diamètre transversal de 26 à 27 centimètres, une longueur de 28, et 8 centimètres d'épaisseur; les deux lobes également altérés conservent un volume proportionnel au volume normal. La capsule de Glisson est blanchâtre, opaque, épaissie en quelques points. On aperçoit des vaisseaux capillaires assez nombreux, rampant dans son épaisseur. La surface convexe dans toute son étendue est parsemée de grains jaunes rouillés, variqueux, variant du volume d'un grain de mil à celui d'un gros pois. La face concave est également altérée. Les vaisseaux sont très nombreux dans l'épaisseur du ligament suspenseur. La coupe présente le même aspect granulé que la surface. Ici comme partout les granulations sont dues à la saillie des lobules, par suite de la rétraction de la néoformation conjonctive

La vésicule biliaire contient un liquide verdâtre très gluant, adhérent aux doigts.

La vessie est saine et la rate normale.

La muqueuse de l'estomac est un peu épaissie et injectée. Le pancréas a une coloration rouillée; les ganglions qui l'avoisinent sont volumineux, fermes et de même couleur. Un des reins est complétement atrophié et son artère obstruée, l'autre est considérablement hypertrophié, mais de structure normale.

Le sommet du poumon droit est induré ; on y trouve des granulations tuberculeuses abondantes et de petites excavations pouvant loger un noyau de cerise, le lobe moyen droit présente les mêmes altérations qui, du reste, existent également, mais moins prononcées au sommet gauche, sauf les excavations.

Le tissu du cœur est jaunâtre, quoiqu'il y ait peu de surcharge graisseuse. L'endocarde est épaissi au niveau de la base. Les valvules aortiques sont aussi épaissies au-dessus du tubercule d'Arantius. La valvule aortique médiane présente une végétation en pinceau. Altération moins avancée sur les deux autres valvules.

Les fibres musculaires sont couvertes de granulations grisâtres et graisseuses.

Opacité des méninges, substance cérébrale ferme, injectée, vaisseaux capillaires dilatés; léger épaississement de la séreuse des ventricules moyens, qui ont une coloration blanchâtre et opaque.

OBSERVATION VI. — Alcoolisme, cirrhose avec ictère, ascite.

Le 1ᵉʳ juin 1866 entrait à l'Hôtel-Dieu, salle Ste-Agnès, n° 8, le nommé B. (Francis), âgé de 52 ans, exerçant la profession de fumiste.

A son entrée cet homme présente les symptômes suivants : faciès normal ; teint sub-ictérique, conjonctives légèrement colorées en jaune ; abdomen volumineux en forme de cylindre, évasé au niveau des fosses iliaques; les veines sus-ombilicales sont légèrement dilatées, surtout à droite ; réponses embarrassées, intelligence lente.

La partie supérieure de l'abdomen est occupée par des gaz, et la partie inférieure par un épanchement ascitique, qui remonte à environ trois doigts au-dessous de l'ombilic.

Le foie est volumineux; il remonte un peu au-dessous du mamelon droit; il semble déborder les fausses côtes en bas, car le météorisme rend le toucher et la percussion difficile à cet endroit.

La rate refoulée en haut semble également augmentée de volume.

La respiration s'entend dans toute la poitrine. Au cœur, bruit de souffle doux (souffle anémique).

Interrogé sur ses antécédents, il nous apprend que ses parents jouissaient d'une bonne santé ; son frère est mort en revenant de la campagne de Russie. A 11 ans il s'est fait ramoneur, et plus tard, suivant la même carrière, il s'est fait fumiste; c'est alors qu'il est venu en France ; où il a passé 15 mois, dans le Nord, c'était en (1839). Il a commencé à cette époque à boire largement de la bière et de l'eau-de-vie. A 22 ans il est venu à Paris ; il buvait alors deux à trois litres de vin, puis des petits verres d'eau-de-vie pure ou de mêlé cassis et de l'absinthe. Depuis un mois environ il est atteint de pituite le matin; il n'a pas de tremblement dans les doigts; mais depuis un certain temps, il éprouve des crampes et des fourmillements dans les jambes ; cependant la sensibilité est à peu près intacte, peut être un peu d'anesthésie à la face des pieds et d'hyperesthésie aux jambes. Depuis plusieurs années, il a souvent des rêvasseries la nuit. Son caractère a aussi notablement changé ; il est beaucoup plus emporté et irascible. Il y a trois semaines qu'il a commencé à perdre ses forces ; il n'y a que 15 jours que son ventre a commencé à gonfler. Il y a

5 ou 6 jours seulement que l'appétit a diminué ; et depuis cette époque il ne travaille plus.

Avant son entrée à l'hôpital, il a eu des hématémèses multiples et épistaxis. Depuis quatre jours, après chaque garde-robe, il perd du sang pur non mêlé aux matières (tumeurs hémorrhoïdales à l'anus). Fièvre il y a 15 jours.

5 juin. L'ascite remonte jusqu'à l'ombilic.

Les veines sus-ombilicales sont plus dilatées et plus apparentes. Perte de sang après la garde robe, épistaxis, fièvre, 96 pulsations. Traitement; iodure de potassium 1 gr. 50.

7 juin. L'ascite augmente, gêne de la respiration ; sub-matité à droite et à la base du poumon, râles, épistaxis, fièvre. Eau-de-vie allemande, 30 gr.

8 juin. 8 à 10 gardes robes. Il est un peu soulagé. Les veines sus-ombilicales se dilatent de plus en plus ; les traits s'altèrent.

10 juin. La langue est sèche, les forces s'en vont; pas de céphalalgie; parole plus lente; teinte ictérique plus prononcée, perte de sang après la garde-robe.

11 juin. L'ictère s'étend, 'le météorisme augmente, pouls petit, température 36° ; potion laudanisée.

12 juin. Le météorisme augmente, yeux fixes, pupilles contractées, tête renversée en arrière, traits altérés, langue sèche, visqueuse, pouls petit, 116 pulsations, température 37°. Les veines très dilatées ne dépassent pas en haut les seins; sur les côtés elles s'anastomosent avec les veines ginter-costales qui commencent à se dilater. Eau-de-vie allemande 15 grammes.

13 juin. Coma, yeux convulsés en haut; membres supérieurs fléchis et légèrement contracturés, respiration gênée, langue sèche, enduite de fuliinosités, 128 pulsations; mort dans la nuit du 13 au 14.

NÉCROSCOPIE.

Épanchement abondant de sérosité claire et limpide; sugillation sur tout le trajet des veines. La rate adhère au diaphragme ; elle est volumineuse,

elle a 18 centimètres de gauche à droite ; vers sa partie moyenne son tissu
est froncé, et on y rencontre un corps arrondi, cylindrique, blanc. L'épiploon est très chargé de graisse. Le mésentère contient entre ses feuillets
une couche de graisse qui a environ 2 centimètres d'épaisseur ; au voisinage
de l'artère mésentérique, on trouve une tumeur arrondie, blanche de la
grosseur d'un œuf de pigeon, pourvue d'une écorce calcaire. A la coupe
il sort de cette tumeur une substance ressemblant à du plâtre gâché.
Cette substance est constituée par des cristaux de cholestérine, des granulations graisseuses et des amas de sels de chaux.

L'estomac est large ; il a 28 centimètres dans son grand diamètre,
et 15 de haut en bas, au niveau du cardia. A l'ouverture, gastrite intense ;
la surface interne, par son aspect et sa couleur, peut être divisée en trois
parties. Une première au niveau de la grosse tubérosité ; la surface est
très lisse, et on y remarque une injection intense disposée par plaques. La
zône moyenne se fait remarquer par un état mamelonné de la muqueuse
et une coloration ardoisée qui s'étend sous forme de bandes. La zône
pylorique offre une coloration moins noire, ses glandes sont moins dé-
veloppées. La division des veines n'est peut-être pas indépendante de cette
coloration.

L'épithélium de l'estomac contient du pigment, l'épithélium des glandes
stomacales est granuleux ; et on y trouve de nombreux grains de pigment.
Le pancréas est ferme, dur, jaune, granulé à sa surface ; il se laisse difficilement déchirer par la pression des doigts ; l'épithélium en est granuleux,
on y observe des granulations grisâtres et des granulations graisseuses ;
il y a en même temps des dépôts graisseux entre les lobules.

Les reins sont chargés de graisse, le rein gauche est petit, la substance
pyramidale est altérée ; les calices et l'uretère sont dilatés. Le rein droit, au
contraire, est hypertrophié ; sa substance est jaune, les calices et l'uretère
sont intacts. La muqueuse vésicale est pâle. Le foie, mesuré suivant ses
plus grands diamètres, a 25 centimètres de haut en bas, 30 en largeur et 52 en longueur. La capsule de Glisson présente une opacité
légère ; le foie est granulé à sa surface, et autour des granulations sa coloration est plus vive. Il résiste sous la pression du doigt et crie sous le
scalpel. Les granulations de la surface du foie sont jaunes, égales et du
volume d'un grain de millet. La vésicule biliaire est remplie d'un liquide
vert noirâtre.

Le cœur présente à sa base et en avant à droite de l'artère coronaire et à son côté droit une mince couche de graisse. Il a 11 centimètres de hauteur sur 12 ou 13 de largeur ; il est en forme de gibecière. L'aorte est à peine altérée. L'endocarde est opaque, de même que les valvules. La première partie de l'aorte est parsemée de petits points jaunes.

Dans le tissu musculaire du cœur, les stries, plus apparentes qu'à l'état normal, sont la plupart parsemées de granulations moléculaires fines, très abondantes, disposées en séries longitudinales et transversales.

Les poumons sont pigmentés; le poumon droit est congestionné, à la base surtout, et en ce point il se déchire très facilement; il y a là une pneumonie hypostatique. La trachée est large dans toute son étendue et congestionnée. Les cartilages du larynx sont ossifiés. La muqueuse est injectée par petits points, au niveau des cordes vocales inférieures : ce qui explique l'enrouement dont le malade était affecté durant sa vie.

Outre les lésions signalées plus haut, on trouve des tubercules pigmentés au sommet du poumon droit. Le gros intestin est chargé de tissu adipeux. Les muscles sont très peu colorés en rouge, mais paraissent jaunes. Au niveau du thorax, la couche adipeuse est mince; tandis qu'au niveau de l'abdomen elle est, au contraire, très épaisse. Les côtes se tranchent au couteau. Les testicules sont atrophiés. Le cerveau est ferme, les méninges sont très légèrement opaques. Les cellules nerveuses vues au microscope sont grandes et pigmentées à la convexité. Les ventricules et les vaisseaux sont dilatés, le cervelet est mou.

Observation vii. — Alcoolisme. Cirrhose avec ascite. Souffle cardiaque.

Le 8 mai 1865 entrait à l'Hôtel-Dieu, salle Sainte-Jeanne, n° 9, le nommé Tréboulet, ébéniste, âgé de 52 ans.

Le père du malade, ordinairement bien portant, était buveur, la mère sobre est morte aliénée; elle a eu 23 enfants, dont 19 sont morts à dés âges divers. Il reste deux frères qui s'adonnent à la boisson. Ce malade était robuste, a commencé à boire du vin avec excès vers 18 ans; il était alors commis marchand ; puis, plus tard, il a préféré l'eau-de-vie et le cassis. A 20 ans, il était soldat et buvait beaucoup d'eau-de-vie; il a fait les campagnes de Crimée et d'Italie. A 27 ans il est venu à Paris travailler comme ébéniste; s'est remis à boire de l'eau-de-vie, quelquefois un litre par jour, outre une chopine de vin qu'il prenait à chaque repas. Ces excès ont duré six mois environ; depuis lors il boit moins, mais il prend plusieurs petits verres le matin.

Il a continué ses travaux et conservé sa santé jusqu'à il y a 4 mois : depuis ce moment, rêvasseries, crampes, fourmillements des jambes, léger tremblement; il a moins de désirs vénériens depuis ses excès; depuis 4 mois, il a eu de la tristesse, de l'ennui et de la diplopie le soir en écrivant. Mais plus de fourmillements ni de crampes.

Il y a six mois il avait de l'embonpoint; depuis deux mois il a maigri, et le ventre a commencé à augmenter de volume; l'enflure a débuté il y a 5 mois par la jambe gauche, puis la droite, et ensuite le ventre. Pas de diarrhée ni vomissements, mais de l'essoufflement depuis le gonflement du ventre.

Épistaxis abondant il y a 5 mois. Augmentation du volume du ventre et peu après œdème des bourses.

Etat actuel. — Faciès amaigri, teinte terreuse de la peau; la poitrine et les membres supérieurs sont maigres, atrophiés; les jambes et les bourses très infiltrées (œdème mou sans rougeur de la peau). L'abdomen est distendu en forme de poire, à base supérieure, s'amincissant vers le pubis; la matité commence à deux travers de doigt au-dessous de l'ombilic; dans le flanc gauche, il y a de la sonorité, et de la matité dans le flanc droit; le liquide se déplace par le changement de position; les veines sous-cutanées abdominales sont dilatées, principalement dans la région sus-ombilicale.

Le foie est volumineux, la rate est grosse.

Léger frémissement sous la main, au niveau de la région du cœur. Bruit de souffle de la base à la pointe, absence de bruit dans les vaisseaux.

Toux depuis trois jours. Le pouls est petit, filiforme, légèrement frémissant, langue normale. Bon appétit, pas de diarrhée, garde-robes molles (2 ou 3 par jour).

19 mai. Diarrhée depuis cinq jours; l'amaigrissement progresse, les membres supérieurs très atrophiés.

24 mai. L'abdomen prend plus de développement, toujours piriforme.

1ᵉʳ juin. Ponction, extraction de 12 litres environ, d'un liquide citrin transparent. Après la ponction, abdomen souple, météorisme peu considérable, le foie déborde de 5 travers de doigt ; le lobe gauche est relativement plus volumineux, rebord assez aminci, surface dure, ferme, résistante. Respiration plus libre.

Les jours suivants on reconnaît que le souffle cardiaque a complètement disparu; à partir de ce moment, peu de changement, l'ascite se reproduit peu à peu. Dans les premiers jours de juin, érysipèle de la cuisse gauche, fièvre, maigreur encore plus prononcée.

12 juin. Nouvelle ponction ; le foie est notablement diminué depuis la dernière ponction, toujours plus volumineux dans son lobe gauche, il déborde encore de deux travers de doigt, mais il est très mobile; il suffit de la pression pour le faire remonter. L'abdomen est souple.

13 juin. Plaques gangréneuses à la surface de la cuisse gauche partie supérieure, absence d'appétit, langue sèche, altération profonde des traits, intelligence nette.

14 juin. Somnolence et faiblesse extrême. Mort.

NÉCROSCOPIE.

OEdème très prononcé aux membres inférieurs, ampoules à plusieurs endroits des cuisses.

A l'incision de l'abdomen, il s'écoule un liquide qui a la couleur de la bière. Les cartilages costaux ne sont pas ossifiés. Les côtes se tranchent au couteau, mais difficilement.

Le foie a 22 centimètres de haut, 27 de long et 6 d'épaisseur, par conséquent diminué de volume dans toute son étendue, offre une surface lisse, brillante, uniforme. Une consistance ferme, très élastique. La capsule, transparente dans sa plus grande étendue, est opaque seulement au voisinage du ligament suspenseur. La coloration de la surface est un fond grisâtre réticulé de jaune; injection à la surface du lobe droit seulement. A la coupe même élasticité, même consistance, surface lisse et brillante, sans granulations. Fonds grisâtre, marbré de taches jaunes et de points rouges. Lobe gauche réticulé jaunâtre. Dans ce lobe, la lésion paraît moins avancée.

A peine un peu d'épanchement dans les plèvres. Les poumons sont congestionnés à gauche, surtout à la base.

Dans le péricarde, sérosité sanguinolente. Le cœur de petit volume, relativement plus large à droite, où il renferme des gaz en même temps qu'un caillot fibrineux. La cavité droite petite, à parois membraneuses, à gauche parois rouges, légèrement hypertrophiées. La cavité mesure 6 centimètres ; l'autre est large au niveau de la crosse et tapissée de quelques plaques athéromateuses.

Le pancréas est petit et dur. La rate est volumineuse, elle a 14 centimètres de longueur et crépite sous les doigts. Les reins sont congestionnés. L'intestin ne paraît pas altéré. Cependant il présente un piqueté sanguin en même temps qu'un léger épaississement de la membrane muqueuse. La vessie est grande, distendue par l'urine.

La dure-mère est intacte. L'arachnoïde présente au niveau du bord supérieur des plaques opalines blanches, qui sous forme de traînées se prolongent sur le trajet des vaisseaux. Les glandes de Paochioni sont hypertrophiées. La substance nerveuse est partout molle, les circonvolutions se font remarquer par des anfractuosités très profondes. A la coupe, piqueté, vaisseaux dilatés. Légère altération de la circonférence du cervelet.

LÉSIONS ANATOMIQUES.

Tous ces faits offrent ceci de particulier que la lésion hépatique s'y présente avec des caractères anatomiques à peu près identiques.

Au début le foie est toujours augmenté de volume d'une quantité plus ou moins considérable et vers la fin presque toujours plus petit, cette diminution peut même aller jusqu'à la moitié ou au tiers du volume normal.

Dans les observations que nous présentons, et dont deux ont déjà été publiées dans la *Gazette hebdomadaire* par M. le Dr. Lancereaux, nous avons remarqué que lorsqu'il y a ascite, il y a également une di-

minution du volume du foie, tandis que lorsqu'il y a un ictère conco-
mitant (phénomène exceptionnel, ainsi qu'on le verra plus loin),
dans ces cas le volume du foie reste normal ou il est augmenté, quelquefois même d'une façon considérable, comme nous le voyons dans
l'observation VI, où le foie a 52 centimètres dans son plus grand diamètre, et est augmenté proportiounellement dans ses autres diamètres.

Que son volume soit augmenté ou le plus souvent diminué, le foie
a acquis une consistance plus ferme que dans l'état normal, et en
même temps son poids est diminué, comme l'a démontré (1) M. le
professeur Monneret.

Dans toutes les observations il est toujours plus ou moins élastique,
et se laisse déchirer très-difficilement sous une forte pression.

A part de légères nuances le tissu du foie est plus compacte, plus
dur, et parfois plus élastique qu'à l'état normal ; en outre, les diverses
parties du foie présentent une altération tout-à-fait analogue et également avancée.

La glande hépatique présente une coloration jaune verdâtre uniforme ou café au lait ; les deux lobes sont également altérés, c'est
même un caractère important que l'altération occupe toute l'étendue
et est partout uniforme.

Presque toujours la surface de cet organe, qui est parfois mamme-
lonnée, présente des altérations qui sont uniformes et répandues dans
tout son parenchyme, à savoir de petites granulations chagrinées et jaunâtres, régulièrement distribuées sur les deux faces ; elle est en même
temps semée de grains jaunâtres ou verdâtres comme plongés au sein
d'une masse grisâtre, qui les comprime et les fait saillir, ce qui rend le
foie granuleux.

C'est du reste, la coloration de ces granulations qui vue d'ensemble
donne la coloration de la surface du foie et empêche d'apercevoir au
premier abord le fond grisâtre.

Rarement il présente des adhérences.

(1) De la Congestion ou inflamm. du foie. Archives, 1861, t. XVII, p. 561.

Ces granulations quant au volume varient généralement de celui d'un grain de millet à celui d'un gros pois. La capsule de Glisson présente des altérations légères, elle est toujours plus ou moins opaque, blanchâtre ; si elle est transparente, ce n'est jamais dans toute son etendue, mais dans une partie seulement, et alors c'est au voisinage du ligament suspenseur que se trouve l'opacité ; ce n'est du reste que dans l'observation VII que nous avons trouvé la capsule de Glisson opaque ; dans une partie seulement, le foie présentait une surface lisse sans granulations pas plus qu'à la coupe.

Il y a en outre un épaississement plus ou moins considérable qui porte surtout au niveau des dépressions ; on aperçoit alors des vaisseaux capillaires qui sont assez nombreux et qui semblent ramper dans son épaisseur.

A la coupe, le foie présente dans toute son étendue le même état granulé qu'on voit à la surface, et ces granulations toujours saillantes, ont la même coloration et le même volume que les autres.

La tunique interne des vaisseaux est parfois colorée par le sang ; le tronc de la veine porte a présenté dans un cas un dépôt fibrineux adhérent à de fausses membranes sous-jacentes, mais gênant peu la circulation.

La vésicule biliaire et les canaux biliaires contiennent fort peu de liquide, qui présente une coloration verdâtre ou vert noirâtre dont la consistance paraît parfois augmentée ; nous avons même trouvé dans l'observation IV plusieurs calculs de cholestérine dans le fond de la vésicule, dans le canal cystique et dans le canal cholédoque.

A l'examen microscopique on trouve que les acini sont circonscrits par une trame fibreuse, comprenant dans son épaisseur de nombreux noyaux, et plus tard un tissu fibreux très-abondant. Les vaisseaux compris dans ce tissu sont rétrécis; de là l'ascite. Les cellules qui constituent les lobules sont ordinairement en voie d'altération graisseuse ou même détruites.

En résumé, le foie présente simplement au début une injection manifeste, une vascularisation plus grande et un volume plus considérable qu'à l'état normal ; alors il y a multiplication des éléments du tissu lamineux, apparition de noyaux et de fibres conjonctives qui emprisonnent les acini, les circonscrivent et parfois même les font disparaître ; c'est ce tissu conjonctif qui, augmentant d'une façon considérables et subissant bientôt le retrait qu'éprouvent tous les tissus rétractiles, amène la diminution de volume du foie, et en même temps augmente sa consistance et sa dureté.

Le foie n'est pas le seul organe altéré ; ainsi nous trouvons la rate augmentée de volume quatre fois sur sept ; les trois autres elle est normale ou à peu près. Plusieurs fois elle offre des altérations particulières : dans l'observation Iʳᵉ la surface est parsemée de taches brunâtres légèrement saillantes ; elle présente une teinte brunâtre à la coupe et le tissu est ferme et cependant friable. Dans l'observation III, sa tunique est opaline, épaissie et marbrée de noir. A la coupe le tissu est noir dans une grande partie de son étendue, et la coloration est normale sur quelques points seulement ; cette coloration est évidemment le ré_sultat d'extravasations sanguines. Dans l'observation IV, il y a une pigmentation générale de la surface extérieure, et la moindre pression la réduit en bouillie. Les ganglions spléniques sont dans l'observation précédente noirs et volumineux, et, dans celle-ci très pigmentés.

Dans les autres observations elle ne présente rien de spécial, si ce n'est que dans l'observation VI, elle adhère au diaphragme et l'autre crépite sous le doigt.

Les reins présentent quelques altérations légères qui ne sont pas constantes ; ils sont parfois augmentés de volume et colorés en jaune par la bile (observations I et II) ; quelquefois ils ne présentent qu'une légère pigmentation (observation III) ou simplement une congestion (observation VII) ; ils sont souvent entourés de tissu adipeux (observation IV et VI). Dans l'observation IV, ils se détachent facilement de la capsule qui est blanchâtre et épaissie. La surface est granuleuse, très injectée, violacée et parsemée de dépressions au niveau desquelles on trouve une teinte noirâtre. L'extrémité inférieure est pigmentée. Il sont en outre très friables, et le ramollissement n'existe que dans la substance corticale.

La vessie est quelquefois plus grande qu'à l'état normal, et sa muqueuse est pâle. Nous n'avons pas eu occasion d'examiner l'urine et dans nos observations on n'en fait pas mention ; elle est quelquefois fortement chargée d'urates de soude et d'ammoniaque, et d'une matière colorante rouge dont se colorent souvent les sels alcalins.

Les testicules sont parfois atrophiés ou hypertrophiés ; il n'est même pas rare d'en trouver un atrophié et l'autre hypertrophié, et ils présentent des adhérences avec la tunique vaginale. Leur substance est parfois changée de couleur, les tubes séminifères de petit volume, et les spermatozoïdes plus rares qu'à l'état normal ; mais ces altérations ne sont pas constantes ; nous ne les avons trouvées que trois fois sur six.

L'utérus peut aussi contracter des adhérences avec les parties voisines, et les ovaires peuvent être atrophiés, comme dans l'observation II. Les dimensions de l'estomac varient ; il est rarement plus large, et alors ses parois paraissent amincies, plus étroites qu'à l'état normal.

Il présente des saillies mamelonnées de la muqueuse, surtout au niveau de la région pylorique ; des plaques vasculaires, des pointillés hémorrhagiques des pigmentations; d'autres fois la muqueuse est épaissie (d'un centimètre dans la région pylorique, observation V); ferme, marbré de noir et de gris, il présente des plaques ardoisées; dans d'autres régions ce sont des taches noires entremêlées de taches ardoisées.

La surface externe de la muqueuse décollée est plus fortement colorée que la surface interne ; parfois cette coloration, au lieu d'être par plaques ou comme marbrée, se trouve par bandes.

Toutes ces lésions sont surtout marquées au voisinage du pylore et de la petite courbure ; la partie qui est le moins ou le plus tard attaquée est la grande courbure. L'intestin rarement tout entier, souvent en partie seulement, présente des altérations analogues à celles de l'estomac; ce sont parfois un épaississement de la muqueuse, une injection, un piqueté sanguin, une coloration noirâtre ou grisâtre, parfois aussi des pointes ecchymotiques ; mais la plus constante de toutes ces lésions est l'épaississement de la muqueuse. Les parties qui sont atteintes de préférence sont le jéjunum, l'iléon, le colon ascendant et le cœcum.

Le pancréas paraît dans plusieurs cas atteint de la même altération que le foie ; il est ordinairement un peu plus petit, plus dur et présente diverses colorations qu'il n'a pas à l'état normal : rouillée, rosée, d'autres fois jaune et granulée à sa surface, et presque toujours il est entouré de tissu adipeux.

L'épiploon très souvent chargé de graisse, de même que le mésentère et les autres organes de la cavité abdominale, est de couleur brunâtre ou grisâtre par places, surtout sur son bord inférieur. La glande thyroïde augmentée de volume ou normale. Mais une altération qui fait rarement défaut, c'est l'ossification des cartilages du larynx et des côtes ; on peut cependant les couper facilement avec le couteau.

Entre les lames osseuses de la périphérie, on remarque souvent des aréoles très-larges contenant de la graisse, comme cela a lieu chez les vieillards. En outre, la substance spongieuse qui forme les côtes est souvent en grande partie noirâtre et pigmentée, le tissu est également raréfié.

La muqueuse du larynx, et souvent celle de la trachée est congestionnée, et présente une injection manifeste qui peut s'étendre jusqu'au niveau de la partie supérieure de l'épiglotte ; on trouve aussi des taches brunes et pigmentées.

Les poumons présentent diverses lésions ; nous avons trouvé des tubercules, de la pleurésie et de la pneunonie, dans trois cas séparément ; mais outre cela, ils sont toujours plus ou moins congestionnés vers la base et pigmentés à la surface et dans leur profondeur, sous forme de taches disséminées. Très-souvent œdématiés et rarement adhérents à la plèvre pariétale.

La muqueuse bronchique est lisse, injectée comme celle de la trachée et du larynx.

Les ganglions bronchiques ont paru plus noirs qu'à l'état normal dans l'observation III.

Le péricarde quelquefois opalin, présente des plaques laiteuses, plus souvent il est entouré de tissu adipeux ainsi que le cœur à sa base et souvent sur sa face antérieure. Souvent augmenté de volume, le cœur a ses cavités agrandies, quelquefois d'un seul côté ; parfois il est plus petit, et rarement normal ; son tissu musculaire est très-souvent mou, décoloré, friable, facile à réduire en bouillie par la pression ; ses fibres musculaires sont parfois couvertes de granulations grisâtres et graisseuses ; ses parois ne sont pas épaissies ; il renferme ordinairement un sang noir fluide, peu abondant, dans lequel se rencontrent quelques globules graisseux.

L'endocarde épaissi et opalin dans toute son étendue présente des plaques blanches sur la valvule mitrale ou de fines végétations sur les valvules signoïdes de l'aorte qui souvent sont épaissies à leur base et au niveau des tubercules d'Arantius.

On trouve, mais rarement, des taches graisseuses au niveau de l'orifice des artères coronaires à l'origine de l'aorte.

L'aorte, souvent saine ou un peu large, présente à sa surface interne une coloration jaune uniforme ou par plaques saillantes, parfois crétacées, d'autres fois elle est parsemée de petits points jaunes.

L'artère et les veines pulmonaires ne nous ont rien présenté de spécial.

La cavité crânienne contient quelquefois de la sérosité dont la quantité est variable ; mais les méninges et le cerveau présentent constamment une opacité manifeste qui varie d'intensité, et de l'injection à la partie convexe des hémisphères.

On trouve aussi parfois une coloration de la dure-mère et un épaississement des deux autres membranes dans la partie qui correspond à la voûte crânienne ; au dessous des lésions des méninges, les circonvolutions sont pâles, décolorées.

La consistance du cerveau est plus molle, et à la coupe, on voit un pointillé dû à la dilatation des petits vaisseaux. On trouve parfois les ventricules dilatés ainsi que les vaisseaux. Les méninges de la grande circonférence du cervelet sont aussi légèrement opalines; et les glandes de Pacchioni parfois hyperthrophiées.

Dans l'observation II, la moelle était de petit volume, surtout dans sa partie inférieure; les renflements lombaire et cervical peu apparents; en outre, elle était ferme et résistante.

Outre les altérations des divers organes que nous venons d'examiner, il y a très souvent de l'œdème des membres inférieurs et des bourses et un épanchement ascitique constant; la couleur du liquide est jaune citrin.

La putréfaction paraît un peu retardée; on trouve aussi de petites hémorrhagies sous-cutanées, sous forme de taches pétéchiales disséminées sur tout le corps.

Les muscles pectoraux sont en général atrophiés, mous et grisâtres, ainsi que ceux de l'abdomen. La couche cellulo-adipeuse sous-cutanée abdominale présente une épaisseur considérable, 4 à 5 centimères comparée à celle de la région thoracique qui, ordinairement n'a que 1/2 centimètre d'épaisseur.

Si maintenant nous comparons ces lésions à celles qui s'en rapprochent le plus et qu'engendre la syphilis ou qui surviennent dans le cours des maladies du cœur, nous trouvons des différences notables, non pas seulement au point de vue de la nature de la cause morbide qui l'a produite; mais cette différence existe surtout dans les lésions matérielles des organes qui, ainsi que l'a établi M. le Dr Lancereaux, présentent des caractères anatomiques pour ainsi dire spécifiques.

Ainsi dans la cirrhose de nature syphilitique, la lésion n'est presque jamais généralisée; il n'y a qu'un lobe ou même une partie du foie qui soit malade. C'est la capsule de Glisson et surtout les cloisons fibreuses qui émanent de cette capsule, pour aller dans la profondeur de l'organe. C'est ce qui lui donne une forme si irrégulière à la surface, qu'il présente des sillons et des bosselures volumineuses; il y a en même temps une déformation notable de l'organe qui peut être très-sensible au toucher, et une atrophie qui ne porte que sur une partie de l'organe et non sur la totalité, comme cela a lieu dans la cirrhose alcoolique.

En outre, il y a toujours en même temps des gommes ou des cicarices, des adhérences du foie avec le diaphragme, et souvent avec les torganes voisins.

Dans l'affection du foie liée aux affections cardiaques, le foie est induré, quelquefois augmenté de volume, mais toujours il est congestionné.

il présente très-rarement des bosselures à la surface et lorsqu'il en a, ce n'est jamais sur les deux faces à la fois, mais toujours sur une seule.

Le plus ordinairement il est lisse, poli, piqueté de jaune et de brun à la coupe ; il a alors une coloration particulière qui lui a valu le nom de foie noix muscade (nutmeg liver) que lui ont donné les auteurs anglais ; les vaisseaux intra-lobulaires ont un diamètre plus considérable que dans l'état normal. Il n'y a jamais d'épaississement fibreux au pourtour des acini, comme on en trouve dans la cirrhose alcoolique.

SYMPTÔMES.

Les symptômes de la cirrhose alcoolique sont très-obscurs au début ; un des premiers signalés par les auteurs, est une douleur sourde siégeant dans l'hypochondre droit ; sur les sept observations ici rapportées, nous l'avons trouvée une fois, obs. II; elle remontait même à six mois, et le foie était légèrement douloureux à la pression.

Le foie présente d'abord un changement dans son volume qu'il est rarement facile de reconnaître par le palper et la percussion ; il est d'abord plus volumineux qu'à l'état normal et vers la fin presque toujours diminué, comme nous l'avons dit déjà; mais il présente ceci de particulier, qu'il soit plus volumineux ou plus petit, c'est que les deux lobes conservent toujours un volume relativement proportionnel à celui qu'ils ont à l'état normal, et en même temps que son parenchyme est plus dur.

Presque toujours il existe en même temps une ascite, qui a une marche très-rapide, bientôt accompagnée d'œdème des membres inférieurs et des bourses ; le liquide est limpide, jaune citrin, très-mobile et toujours surmonté par des anses intestinales.

D'autres fois, c'est simplement une teinte subictérique des paupières ou un ictère véritable, chose exceptionnelle, quoique nous en rapportions trois observations ; plus rarement encore, c'est une ascite avec une teinte subictérique, comme dans l'observation **VI.**

Lorsque cette ascite a pris un certain développement, ce qui arrive bientôt, on remarque un développement anormal des veines souscutanées abdominales, branches de l'épigastrique et de l'iliaque d'une part et de la thoracique de la mammaire, de l'autre ; cette dilatation n'affecte le plus souvent dans la cirrhose alcoolique qu'un seul côté, le droit, et dans la partie comprise au-dessus de l'ombilic, ce serait donc simplement les branches de la mammaire.

M. le professeur Monneret avait déjà fait remarquer cette dilatation anormale ; de même que Frerich, M. Monneret a vu disparaitre tous les symptômes de la maladie, après la dilatation des veines de la paroi abdominale. (Obs. III, *Arch.*, *méd.*, 1852, t. XXIX, p. 296.)

Lorsque cette dilatation s'étend aux deux côtés de l'abdomen elle est beaucoup plus prononcée à droite qu'à gauche.

Mais, avant l'apparition de ces symptômes propres à la lésion du foie, le malade a depuis longtemps souffert du côté de l'appareil digestif et du système nerveux.

Ainsi, longtemps avant l'apparition de l'ascite ou de l'ictère, le malade était sujet aux pituites le matin; il avait eu même temps des aigreurs, des régurgitations, parfois des vomissements. L'appétit, plus ou moins altéré, commence d'abord par être notablement diminué, les digestions sont fatigantes, les malades éprouvent un sentiment de plénitude après le repas; le ventre est ballonné, l'épigastre est plus sensible, le mouvement est pénible pendant quelques heures, et la respiration est gênée lors de la plénitude de l'estomac.

La langue est sale, le malade éprouve des nausées, des vomissements le matin, lorsqu'il vient de se lever.

Ce ballonnement dont nous venons de parler, qui est dû à la présence de gaz dans l'intestin, commence en même temps que les troubles de la digestion, et peut arriver un peu plus tard ; il persiste lors de l'apparition de l'ascite, et donne souvent au ventre une forme assez particulière, allongée en forme de poire.

En même temps, rarement avant, apparaissent certains troubles du côté de l'appareil nerveux.

Ce sont d'abord des fourmillements dans les membres, ordinairement dans les jambes, puis, plus tard des crampes des extrémités. Les nuits deviennent mauvaises, le malade reste souvent plusieurs heures sans pouvoir s'endormir, et lorsqu'il dort, c'est d'un sommeil lourd, accompagné de rêvasseries, de cauchemars, parfois même d'hallucinations.

D'autres fois il y a simplement du picotement dans les jambes et du tremblement qui commence par les mains et les membres supérieurs, et qui peut s'étendre aux jambes.

Il y a aussi, mais rarement diminution des désirs vénériens ; parfois de l'anesthésie de la face plantaire des pieds ; parfois aussi le caractère de l'individu est plus irascible.

Quelquefois au début les malades ont des saignements de nez abondants, et qui se répètent fréquemment ; ces épistaxis coïncident presque toujours avec l'ictère ; d'autresfois, mais surtout, vers la fin de la maladie, le malade a des hémathémèses répétées à quelques jours d'intervalle.

Quelquefois aussi, le malade n'a que quelques crachements de sang auxquels il ne fait pas attention.

Mais un symptôme constant et qui frappe souvent le malade est la perte de ses forces, et l'amaigrissement qui survient.

Cet amaigrissement offre ceci de particulier, c'est qu'il marche avec une rapidité extrême, ce qui persuade le malade qu'il n'est plus bien portant; car pour les autres troubles qu'il a éprouvés et que nous avons signalés, il est toujours disposé à les mettre sur le compte d'un excès plus ou moins récent auquel il vient de se livrer.

Cet amaigrissement porte presque exclusivement sur les muscles de la face, des bras et de la poitrine, et jusqu'à la terminaison qui est ordinairement la mort, la malade ne fait que perdre ses muscles.

Ce symptôme appartient plus spécialement à la cirrhose alcoolique; il est pour ainsi dire pathognomonique, comme l'a déjà fait remarquer M. Lancereaux, car la rapidité avec laquelle marche cette maigreur peut la faire reconnaître de celle qu'on observe dans les autres maladies.

Le pouls est ordinairement régulier, petit et très-faible ; rarement de la fièvre ; la peau est sans chaleur.

L'ascite, en progressant, amène une gêne notable de la respiration augmentée encore par le météorisme abdominal.

Hors le cas de complications accidentelles ou de maladies du cœur ou du poumon, antérieures à la cirrhose, il n'y a pas d'autres raisons à la dyspnée que cette gêne toute mécanique du diaphragme.

Les deux ou trois derniers jours avant la mort, les malades présentent une altération profonde des traits ; leurs extrémités commencent à se refroidir, et ils ont souvent une soif très-vive.

Cet état cachectique se prononce de plus en plus, le malade maigrit à vue d'œil, ses muscles s'atrophient, ses forces finissent de se perdre, la peau devient blême, terreuse.

Les malades conservent leur connaissance jusqu'à la fin et succombent dans le marasme, épuisés dans leurs derniers moments, soit par des vomissements soit par une hématémèse, ou le plus souvent par l'aggravation de tous les symptômes.

DURÉE ET TERMINAISON.

Comme les débuts de cette maladie sont entourés d'une obscurité à peu près complète, il est bien difficile, sinon impossible d'en fixer la durée, même dans un cas donné. Lorsque les malades arrivent à l'hôpital, et qu'ils ne peuvent plus se livrer à leurs occupations habituelles, il est certain qu'ils sont malades déjà depuis longtemps, et il est probable que le travail inflammatoire du côté du foie a commencé déjà depuis longtemps ; mais le plus souvent il est impossible d'en fixer le début.

Nous savons en effet que tous les individus qui font le sujet de nos observations avaient depuis très-longtemps contracté l'habitude de se livrer avec excès aux spiritueux, qu'en outre ils ressentaient depuis un temps également très-long des symptômes particuliers à l'alcoolisme ; mais rien ne nous indique que le foie est atteint ; un cas peut-être (Obs. II), où la femme qui en fait le sujet dit avoir ressenti des douleurs à l'épigastre et à l'hypochondre droit depuis six mois, pourrait nous fixer à cet égard.

Nous pouvons cependant dire sans trop nous avancer, que la marche de la première période de la maladie est lente et incertaine, tandis que celle de la seconde période serait au contraire relativement très-courte.

Ainsi sur nos sept observations nous voyons que la durée la plus longue est de 36 jours, (observation VII) et la plus courte de 11 jours (observation V) ; la moyenne serait par conséquent d'une vingtaine de jours.

Il est bien évident que ces individus étaient tous très-malades lorsqu'ils sont arrivés, puisqu'ils avaient été obligés de cesser leur travail ; mais aussi tous sans exception étaient plus ou moins malades depuis un espace de temps qui varait de six mois à deux mois avant leur entrée à l'hôpital, ce qui nous donne toujours une durée très-courte pour ce que nous avons appelé la seconde période de la maladie, c'est-à-dire celle où le malade commence à ressentir quelques symptômes.

La terminaison a toujours été fatale dans les cas que nous rapportons, et généralement il en est presque toujours ainsi ; c'est probablement parce que lorsque les malades commencent à réclamer des soins, il est déjà trop tard.

DIAGNOSTIC.

Nous avons montré que les lésions anatomiques produites par l'alcool différaient d'autres lésions ayant une autre origine ; voyons maintenant si, à l'aide de nos faits, il est possible de différencier symptômatiquement ces lésions.

Nous cherchons simplement à distinguer la cirrhose alcoolique, de l'altération hépatique consécutive aux affections du cœur ou des gros vaisseaux, et surtout de l'hépatite interstitielle d'origine syphilitique, manifestations avec lesquelles elle a la plus grande analogie.

La cirrhose, à quelque origine qu'elle appartienne, est par elle-même une maladie très-difficile à reconnaître chez le vivant ; cependant, avec M. le D^r. Lancereaux, nous ne croyons pas trop nous avancer en disant que c'est une chose possible et souvent facile.

En 1863, lorsque MM. Hardy et Béhier éditaient la deuxième édition de leur Pathologie interne, ils se demandent si réellement ils doivent admettre une cirrhose syphilitique : « Rien (disent-ils) ne peut jusqu'ici démontrer la réalité de la nature syphilitique de ces altérations, au sujet desquelles les observations de M. Gubler ne sont pas selon nous plus concluantes. » Et plus loin : « La coïncidence des lésions syphilitiques : voilà donc le seul caractère propre à démontrer la nature de l'altération du foie. »

MM. Hardy et Béhier avaient peut-être raison alors de douter ou même de repousser la cirrhose syphilitique ; c'est qu'en effet les auteurs allemands et Frerichs en particulier, qui parlaient de cette cirrhose n'en avaient donné aucun caractère distinctif.

« D'ailleurs, se demandent MM. Hardy et Béhier : est-il étonnant ou impossible qu'un individu atteint de syphilis se livre en même temps à des excès de boissons, capables de produire l'hépatite chronique à terminaison cirrhotique par leur seule influence. » Évidemment non; et plusieurs des observations de Frerichs en offrent l'exemple.

Mais cela ne nous prouverait pas du reste que la cirrhose syphilitique n'existe pas. Il était possible à cette époque, comme l'ont fait MM. Hardy et Béhier, de douter et de se demander si ce n'était pas là une simple coïncidence.

Malgré l'opinion de ces savants professeurs il semble prouvé aujourd'hui que la cirrhose syphilitique existe, et qu'elle présente des lésions qui lui lui sont propres. Frerichs, qui s'est beaucoup occupé de cette question, reconnaît bien ces deux variétés; de cirrhose, mais il n'a point fait connaître les caractères qui appartiennent à chacune d'elles.

Dans la cirrhose l'ascite est assez commune; mais elle est bien plus longtemps à se produire, que celle qui accompagne la cirrhose alcoolique; en outre, elle est toujours précédée par l'œdème des membres inférieurs. L'amaigrissement est bien moins rapide; en outre, aucun accident du côté du tube digestif et du système nerveux, et enfin, il existe toujours une affection cardiaque concomitante.

L'hépatite syphilitique est en général partielle, le foie n'est pas également développé dans toutes ses parties, un lobe est normal, et l'autre est bosselé, inégal et dur au toucher; l'ascite est plus rare, moins rapide; l'amaigrissement a une marche plus lente, de même que la maladie, et en outre, il y a absence de toute une série de symptômes du côté des fonctions nerveuses et digestives, et presque toujours des accidents syphilitiques concomitants.

Dans la cirrhose alcoolique, nous avons une foule de symptômes qui peuvent nous mettre sur la voie de la cause de la maladie; d'abord du côté du système nerveux, il y a des fourmillements, des crampes, du tremblement des membres supérieurs, de l'insomnie, des cauchemars, des hallucinations; du côté des voies digestives, diminution ou perte d'appétit, des pituites, des vomituritions, des aigreurs, parfois des vomissements.

En outre il y a toujours ou à peu près une ascite à marche très-rapide, dont le liquide se déplace très-facilement, et en même temps, il y a presque toujours un météorisme abdominal ; un amaigrissement très-rapide et perte des forces ; souvent aussi par le palper on peut reconnaître que le foie est changé de volume, sans bosselures à sa surface et d'une façon égale dans ses deux lobes, que ses bords sont moins saillants, et qu'il est plus dur qu'à l'état normal.

Nous croyons que lorsqu'un certain nombre de ces symptômes se trouvent réunis, on peut parfaitement reconnaître une cirrhose alcoolique, quand même le malade n'avouerait pas les excès auxquels il a l'habitude de se livrer.

PRONOSTIC.

C'est une affection toujours très-grave, parce que la marche de la seconde période de cette maladie est très-rapide, et ensuite parce qu'il est impossible d'arrêter les divers symptômes qui l'accompagnent.

Sur les sept cas que nous avons, la terminaison a toujours été la mort, et presque toujours, il en est ainsi.

TRAITEMENT.

Il est très-difficile sinon impossible de guérir une pareille maladie, d'abord parce que lorsqu'on commence à traiter le malade, la maladie est trop avancée ; ensuite parce qu'on ne connaît aucun moyen d'action propre à modifier cette affection.

Tout ce que nous pouvons faire se borne à quelques palliatifs : un régime tonique si le malade peut le supporter, des purgatifs salins de temps en temps et lorsque l'ascite gêne par trop la respiration, faire la paracentèse. Des amers, et dans le cas où il y a des nausées et des vomissements, on y joint les préparations cyanhydriques, ou l'usage fréquent de petites doses d'extrait de belladone, de morphine. L'extrait aqueux de noix vomique convient assez bien. Des douches appliquées sur la région du foie produiraient de très-bons résultats, surtout si on pouvait les appliquer au début de la maladie. Voilà les seuls moyens que nous puissions opposer à une si terrible maladie, et s'ils ne rendent pas la santé aux malades, au moins ils prolongent leur existence de quelques jours et rendent peut-être leurs derniers moments moins douloureux.

FIN.